JN009028

生理学実習レポート

実習項目： _____

学　科　名： _____

学　籍　番　号： _____

氏　　　名： _____

共同実習者： _____

実習年月日： _____

時　　　間： _____

場　　　所： _____

室　　　温： _____

実施 1-1・1-2・1-3

●安静時の血圧・心拍数の測定結果を表にする.

1）血圧（単位：mmHg）

触診法

被験者1

mmHg	1回	2回	3回	平均
最高血圧				

被験者2

mmHg	1回	2回	3回	平均
最高血圧				

被験者3

mmHg	1回	2回	3回	平均
最高血圧				

聴診法

被験者1

mmHg	1回	2回	3回	平均
最高血圧				
最低血圧				

mmHg	
脈圧	
平均血圧	

被験者2

mmHg	1回	2回	3回	平均
最高血圧				
最低血圧				

mmHg	
脈圧	
平均血圧	

被験者3

mmHg	1回	2回	3回	平均
最高血圧				
最低血圧				

mmHg	
脈圧	
平均血圧	

2）心拍数（脈拍数）（単位：拍）

被験者 1

拍	1 回	2 回	3 回	平均
15 秒間				
1 分間				

被験者 2

拍	1 回	2 回	3 回	平均
15 秒間				
1 分間				

被験者 3

拍	1 回	2 回	3 回	平均
15 秒間				
1 分間				

実施 1-4

●脈拍の種々の部位での測定結果を表にする.

部 位 名			
15 秒間の脈拍数			
1 分間の心拍数			

実施 1-5

●下腿と上腕の最高血圧の測定結果を表にする.

	最高血圧				
	下腿の血圧 (脛骨動脈の血圧)	上腕の血圧 (上腕動脈の血圧)	上腕の血圧－下腿の血圧 (実測値)	上腕と下腿のマンシェットの高さの差	測定部位の高さの違いから予測される血圧の違い
被験者 1					
被験者 2					
被験者 3					

実施 1-6

●体位変換による血圧・心拍数の変化を表およびグラフにする.

1）血圧（単位：mmHg） 聴診法

被験者 1

mmHg	仰臥位	立位直後	1分	2分	3分	4分	5分
最高血圧							
最低血圧							

被験者 2

mmHg	仰臥位	立位直後	1分	2分	3分	4分	5分
最高血圧							
最低血圧							

被験者 3

mmHg	仰臥位	立位直後	1分	2分	3分	4分	5分
最高血圧							
最低血圧							

2）心拍数（脈拍数）（単位：拍）

被験者 1

	仰臥位	立位直後	1分	2分	3分	4分	5分
15 秒間							
1 分間							

被験者 2

	仰臥位	立位直後	1分	2分	3分	4分	5分
15 秒間							
1 分間							

被験者 3

	仰臥位	立位直後	1分	2分	3分	4分	5分
15 秒間							
1 分間							

実施 2-1

●運動負荷による血圧・心拍数の変化を表およびグラフにする.

1）血圧（単位：mmHg）　聴診法

被験者 1

mmHg	安静時	運動直後	1分後	2分後	3分後	4分後	5分後
最高血圧							
最低血圧							

被験者 2

mmHg	安静時	運動直後	1分後	2分後	3分後	4分後	5分後
最高血圧							
最低血圧							

被験者 3

mmHg	安静時	運動直後	1分後	2分後	3分後	4分後	5分後
最高血圧							
最低血圧							

2）心拍数（脈拍数）（単位：拍）

被験者 1

	安静時	運動直後	1分後	2分後	3分後	4分後	5分後
15秒間							
1分間							

被験者 2

	安静時	運動直後	1分後	2分後	3分後	4分後	5分後
15秒間							
1分間							

被験者 3

	安静時	運動直後	1分後	2分後	3分後	4分後	5分後
15秒間							
1分間							

実施 2-2

●氷水刺激による血圧・心拍数の変化を表およびグラフにする.

1）血圧（単位：mmHg） 聴診法

被験者 1

mmHg	安静時	氷水刺激中	1 分後	2 分後	3 分後	4 分後	5 分後
最高血圧							
最低血圧							

被験者 2

mmHg	安静時	氷水刺激中	1 分後	2 分後	3 分後	4 分後	5 分後
最高血圧							
最低血圧							

被験者 3

mmHg	安静時	氷水刺激中	1 分後	2 分後	3 分後	4 分後	5 分後
最高血圧							
最低血圧							

2）心拍数（脈拍数）（単位：拍）

被験者 1

	安静時	氷水刺激中	1 分後	2 分後	3 分後	4 分後	5 分後
15 秒間							
1 分間							

被験者 2

	安静時	氷水刺激中	1 分後	2 分後	3 分後	4 分後	5 分後
15 秒間							
1 分間							

被験者 3

	安静時	氷水刺激中	1 分後	2 分後	3 分後	4 分後	5 分後
15 秒間							
1 分間							

実施 3-5

●安静時の第 II 誘導心電図（連続した 2 つ）の記録（実施 3-2）から下表の項目を計測する（サイドメモ−4 を参照）.

安静時	長さ（mm）	時間（秒）
PQ（PR）間隔		
QRS 間隔		
QT 間隔		
R-R 間隔		
瞬時心拍数		

●深呼吸時（実施 3-3）および暗算時（実施 3-4）の R-R 間隔および瞬時心拍数の変化を表およびグラフにまとめる．暗算の安静時の値は上の表の値を用いる.

	深呼吸				暗算			
	吸息中		呼息中		安静時		暗算中	
	mm	秒	mm	秒	mm	秒	mm	秒
R-R 間隔								
瞬時心拍数								

●標準肢誘導心電図（I, II, III）からアイントーベンの三角形を用いて，心臓の電気軸（角度）を求める（サイドメモ−5 を参照）.

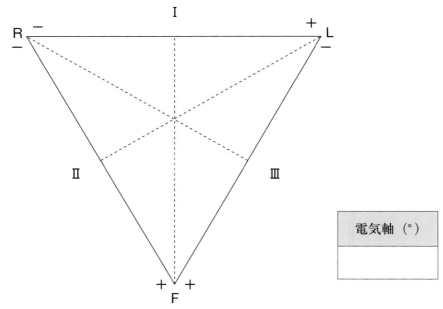

電気軸（°）

実施 4-1

●安静時の呼吸数の測定結果（座位）を表にまとめる.

安静座位	1回	2回	3回	平均
被験者 1				
被験者 2				

実施 4-2

●運動負荷による呼吸数の変化を表およびグラフにまとめる.

	安静時	運動直後 0-1分	1-2分	2-3分	3-4分	4-5分	5-6分
被験者 1							
被験者 2							

実施 4-3〜5

●スパイロメーターを用いて測定した以下の項目の測定値・予測値を記入する.

測定項目	意味	測定値	正常値（予測値）
肺活量予測値 PVC：predicted vital capacity	体格，年齢，性別を加味した肺活量の予測値	L	
肺活量 VC：vital capacity	1回の呼吸で可能な最大の換気量	L	
%肺活量 %VC：% vital capacity	肺活量の予測値に対する実測値の割合を%で表したもの. （VC/PVC）×100	%	80%以上
予備吸気量 IRV：inspiratory reserve volume	安静吸息の上に，さらに吸い込める最大の吸気量	L	約2〜3L
1回換気量 TV：tidal volume	安静呼吸時に1回の吸息あるいは呼息で出入りする空気の量	L	約0.5L
予備呼気量 ERV：expiratory reserve volume	安静呼息の後に，さらに吐き出せる呼吸量	L	約1L
最大換気量 MVV：Maximal voluntary ventilation	過換気を10（〜12）秒間行い，1分間の値に換算したもの	L	80〜120L/分
努力肺活量 FVC：forced vital capacity	最大吸気位から最大の速度で吐き出した最大の呼気量	L	
%努力性肺活量 %FVC：% forced vital capacity	肺活量の予測値に対する努力肺活量の実測値の割合を%で示したもの （FVC/PVC）×100	%	80%以上
1秒量 FEV1.0：forced expiratory volume 1 second	努力肺活量のうち，はじめの1秒間で吐き出される量	L	
1秒率 FEV1.0%	努力肺活量に対する1秒量の割合 （FEV/FVC）×100	%	70%以上

実施 5-1

●安静時の酸素飽和度（SpO_2），呼気 CO_2 濃度（ET_{CO_2}）を表にまとめる.

安静時	酸素飽和度（SpO_2）（%）	呼気 CO_2 濃度（ET_{CO_2}）（mmHg）
被験者 1		
被験者 2		
被験者 3		

実施 5-2

●息こらえによる酸素飽和度（SpO_2），呼気 CO_2 濃度（ET_{CO_2}）の変化を表およびグラフにまとめる.

	安静時	息こらえ中	10 秒	20 秒	30 秒	40 秒	50 秒	60 秒
酸素飽和度（SpO_2）（%）								
呼気 CO_2 濃度（ET_{CO_2}）（mmHg）								

実施 5-3

●運動負荷による酸素飽和度（SpO_2）と呼吸数の変化を表およびグラフにまとめる.

	安静時	運動終了時	1 分		2 分		3 分	
酸素飽和度（SpO_2）（%）								
呼吸数（回／分）								

	4 分		5 分		6 分	
酸素飽和度（SpO_2）（%）						
呼吸数（回／分）						

実施 6-2

●顕微鏡で観察した各種血球をスケッチし，直径を計測する．

	赤血球	顆粒球
スケッチ		
直径		

	単球	リンパ球
スケッチ		
直径		

実施 7-1 および 7-3

●正常時（生理食塩水で希釈）および溶血時（蒸留水で希釈）の赤血球数を計測する.

	計算盤で数えた赤血球数（中区画）					中区画5個の合計数	血液 1 mm^{3}の赤血球数
	1	2	3	4	5		
生理食塩水							
蒸留水							

実施 7-2

●チュルク液で希釈した血液の白血球数を計測する.

	計算盤で数えた白血球数（大区画）				大区画4個の合計数	血液 1 mm^{3}の白血球数
	1	2	3	4		
チュルク液						

実施 7-4

●ヘマトクリット（Ht）値を測定する.

	ヘマトクリット値（Ht）（%）
被験者1	
被験者2	
被験者3	

実施 8-1

●A〜E の試験管の溶液の色を記載する.

試験管	条件	溶液の色
A	唾液原液	
B	唾液原液（$\frac{1}{5}$量）	
C	唾液原液＋HCl	
D	唾液原液＋NaOH	
E	唾液原液＋（0℃）	

実施 8-2

●A〜D の試験管の溶液の色の経時変化を記載する.

試験管	条件	色 0分	10分	20分	30分	30分後の卵白の重量（mg）	タンパク質の分解量（mg）
A	ペプシン（酸性）37℃					a	a−d
B	ペプシン（弱アルカリ性）37℃					b	b−d
C	ペプシン（酸性）0℃					c	c−d
D	ペプシンなし 37℃					d	

実施 8-3

●A〜D の試験管の溶液の色の経時変化を記載する.

試験管	条件	色 0分	10分	20分	30分	30分後の卵白の重量（mg）	タンパク質の分解量（mg）
A	トリプシン（弱アルカリ性）37℃					a	a − d
B	トリプシン（酸性）37℃					b	b − d
C	トリプシン（弱アルカリ性）0℃					c	c − d
D	トリプシンなし 37℃					d	

実施 9-1

●安静時の深部体温と皮膚温をまとめる.

深部体温	測定値（℃）
腋窩温	
口腔温	
鼓膜温	

皮膚温	測定値（℃）
額	
胸	
腹	
上腕	
前腕	
大腿	
下腿	

室温 （℃）	

実施 9-2

●下肢温水浴による深部体温（鼓膜温）と7カ所の皮膚温の変化を表およびグラフにまとめる.

		安静時	温水浴 開始直後	2分後	4分後	6分後	8分後
鼓膜温							
皮膚温	額						
	胸						
	腹						
	上腕						
	前腕						
	大腿						
	下腿						
水温							

		10分後	12分後	14分後	16分後	18分後	20分後
鼓膜温							
皮膚温	額						
	胸						
	腹						
	上腕						
	前腕						
	大腿						
	下腿						
水温							

（単位：℃）

実施 9-3

● 運動負荷による深部体温（鼓膜温）と 7 カ所の皮膚温の変化を表およびグラフにまとめる.

		安静時	運動直後	2分後	4分後	6分後	8分後
鼓膜温							
皮膚温	額						
	胸						
	腹						
	上腕						
	前腕						
	大腿						
	下腿						

		10分後	12分後	14分後	16分後	18分後	20分後
鼓膜温							
皮膚温	額						
	胸						
	腹						
	上腕						
	前腕						
	大腿						
	下腿						

（単位：℃）

実施 10-1

●温熱性発汗の開始時間をまとめる.

部位	発汗開始時間	発汗反応の時間変化	汗腺の数（個/cm^2）
① 胸部			
② 背部			
③ 前腕			
④ 大腿			

室温	測定値（℃）

実施 11-1

●皮膚電位反応を観察したデータを貼り，まとめる．

実施 11-2

●マイクロスコープで発汗を観察したデータを貼り，まとめる．

実施 12-1・12-2

●安静時および低張液（水）を摂取した後の尿量，尿生成速度，尿の比重と pH を表にする．尿生成速度の変化をグラフにする．

A 群	安静時	低張液（水）を摂取した後			
		30 分	60 分	90 分	120 分
尿量（mL）					
尿比重					
尿 pH					
尿生成速度（mL/分）					

実施 12-1・12-3

●安静時および等張液（生理食塩水）を摂取した後の尿量，尿生成速度，尿の比重と pH を表にする．尿生成速度の変化をグラフにする．

B 群	安静時	等張液（生理食塩水）を摂取した後			
		30 分	60 分	90 分	120 分
尿量（mL）					
尿比重					
尿 pH					
尿生成速度（mL/分）					

＊注：各人は低張液（水）あるいは等張液（生理食塩水）のいずれかを摂取する．上記の表の一方は自分のデータを記入し，他方は共同実験者のデータを記入する．

実施 13-1

● 空腹時および糖負荷後の血糖値の変化を表およびグラフにまとめる.

A	安静時	糖負荷		
		30 分後	60 分後	120 分後
血糖値 （mg/dL）				

食事摂取後
時間

実施 13-2

● 糖負荷に加えて運動負荷を行った被験者の空腹時および糖負荷後の血糖値の変化を表およびグラフにまとめる.

B	安静時	糖負荷				
			30 分後		60 分後	120 分後
血糖値 （mg/dL）		運動		運動		

食事摂取後
時間

実施 14-2

● 上腕二頭筋と上腕三頭筋の筋電図のデータを貼り，まとめる.

安静時と等張性運動時

安静時と等尺性運動時

実施 14-3

● 総指伸筋と尺側手根屈筋の筋電図のデータを貼り，まとめる.

安静時と等張性運動時

安静時と等尺性運動時

実施 15-2

●肘部と手関節部の刺激による M 波潜時から正中神経あるいは尺骨神経の運動神経伝導
速度を求める.

神経の種類	
肘部刺激による M 波の潜時（ms）	①
手関節部刺激による M 波の潜時（ms）	②
肘部と手関節部の潜時の差（①－②）	③
肘部と手関節部の距離（mm）	④
運動神経の伝導速度（④/③）（m/s）	

実施 16-1

●約 0.5 g 刺激時の各感覚点の分布を記録する.

0.5 g 程度の刺激

手掌

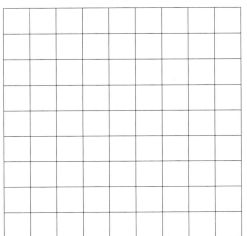

額

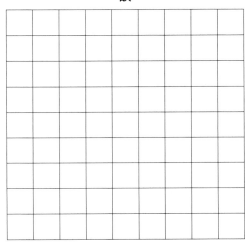

指先（母指または示指）

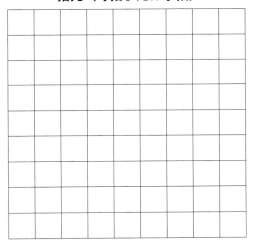

腓腹部

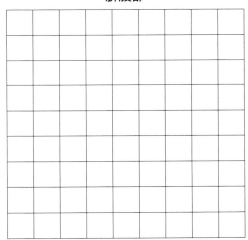

手背

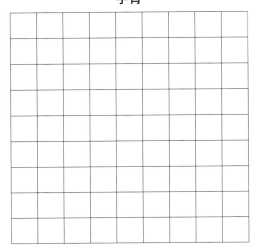

実施 16-1

●約 1.5 g 刺激時の各感覚点の分布を記録する．手背については，冷却後の感覚点の分布についても記録する．

1.5 g 程度の刺激

手掌

額

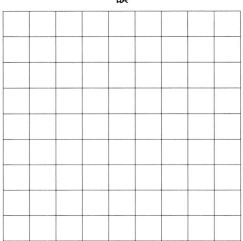

指先（母指または示指）

腓腹部

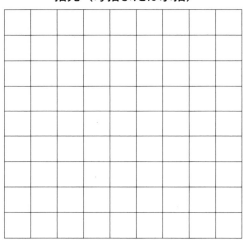
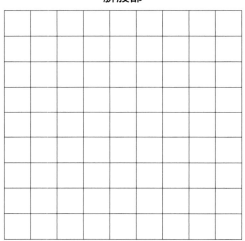

手背

手背（冷却後）

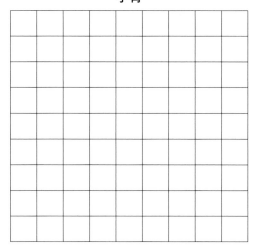
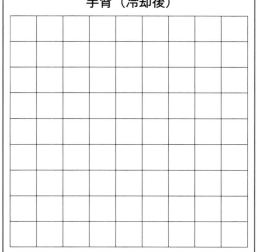

●約0.5gおよび約1.5gの刺激時の各感覚点の数を表にまとめる.

刺激0.5g

	手掌	指先	手背	額	腓腹部
触点					
触・痛点					
痛点					
感覚なし					

刺激1.5g

	手掌	指先	手背	額	腓腹部
触点					
触・痛点					
痛点					
感覚なし					

実施 16-2

●手を冷却した後での約1.5g刺激時の各感覚点の数を表にまとめる.

	手背
触点	
触・痛点	
痛点	
感覚なし	

冷却水の温度			
開始時	℃	終了時	℃

実施 16-3

●種々の身体部位の2点弁別閾を表にまとめる.

部位	2点弁別閾（mm）
額	
下唇	
頬	
頸部	
示指	
手掌	
前腕内側	
上腕内側	
腓腹部	
足底	

実施 17-1

●盲斑の観察結果を以下に記入する.

	黒い円板が見えなくなった時の距離	見えない部分の角度	ネズミと格子がどのようにみえたか
右眼			
左眼			

実施 17-2

●瞳孔径の変化をまとめる.

瞳孔径（mm）	安静状態（薄暗い環境）	左眼に光を当てた状態
左眼		
右眼		

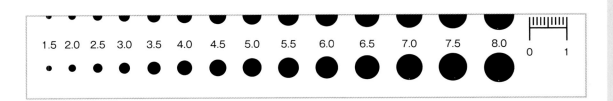

瞳孔径計測ルーラー（グレーの線の部分で切り取って使用する）

実施 18-1

●舌尖と舌中央において5種類の溶液の味の判別結果を記号で記入する.

無味：—，わからない味：？，甘味：○，塩味：×，酸味：△，苦味：+，うま味：□

1）ショ糖

濃度 （希釈倍率）	128 倍	64 倍	32 倍	16 倍	8 倍	4 倍	2 倍	1 倍
舌尖								
舌中央								

2）食塩

濃度 （希釈倍率）	128 倍	64 倍	32 倍	16 倍	8 倍	4 倍	2 倍	1 倍
舌尖								
舌中央								

3）クエン酸

濃度 （希釈倍率）	128 倍	64 倍	32 倍	16 倍	8 倍	4 倍	2 倍	1 倍
舌尖								
舌中央								

4）グルタミン酸

濃度 （希釈倍率）	128 倍	64 倍	32 倍	16 倍	8 倍	4 倍	2 倍	1 倍
舌尖								
舌中央								

5) 硫酸キニーネ

濃度 (希釈倍率)	128 倍	64 倍	32 倍	16 倍	8 倍	4 倍	2 倍	1 倍
舌尖								
舌中央								

実施 18-2

●口腔内を冷却後，舌尖においてショ糖の味の判別結果を記号で記入する．

無味：—，わからない味：？，甘味：○，塩味：×，酸味：△，苦味：＋，うま味：□

ショ糖

濃度 (希釈倍率)	128 倍	64 倍	32 倍	16 倍	8 倍	4 倍	2 倍	1 倍
冷却後の舌尖								

実施 19-1

● 種々の濃度の酢酸とコーヒーの溶液のにおいの判別結果を記号で記入し，グラフ（横軸を濃度，縦軸をにおいの強さ）にする．

無臭：0，わからないにおい：1，においの強さ 2：弱い〜5：強いの 6 段階

希釈倍率	0 蒸留水	128 倍	64 倍	32 倍	16 倍	8 倍	4 倍	2 倍	原液
酢酸									
コーヒー									

実施 19-2

● 食物酢の原液を嗅いだ直後に，再び種々の濃度の酢酸とコーヒーの溶液のにおいの判別結果を記号で記入し，グラフ（横軸を濃度，縦軸をにおいの強さ）にする．

無臭：0，わからないにおい：1，においの強さ 2：弱い〜5：強いの 6 段階

希釈倍率	0 蒸留水	128 倍	64 倍	32 倍	16 倍	8 倍	4 倍	2 倍	原液
酢酸									
コーヒー									

実施 19-3

● 焦げ臭いにおいを感じた距離を測定し記入する．

距離（m）

実施 19-4

●異なるにおいのチューブを判定し，A〜C で答えを記入する.

異なるにおいのチューブ

実施 19-5

●D〜E のチューブのにおいを判定し，記入する.

チューブ		同定したにおい物質名
D	無臭，　分からないにおい	
E	無臭，　分からないにおい	
F	無臭，　分からないにおい	

実施 20-1

●骨導聴取時間と気導聴取時間を記入する.（単位は秒）

	骨導聴取時間	気導聴取時間
右耳		
左耳		

実施 20-2

●左右の音の聞こえ方を，○で選択する.

　　　　左右同じ　　　右が強い　　　左が強い

実施 20-3

●左右の耳について，種々の周波数の空気伝導音の閾値（音圧，dB）を記入する.

周波数 （Hz）	1,000	2,000	4,000	8,000	1,000	500	250	125
右耳								
左耳								

実施 20-4

●左右の耳について，種々の周波数の骨伝導音の閾値（音圧，dB）を記入する.

周波数 （Hz）	1,000	2,000	4,000	8,000	1,000	500	250	125
右耳								
左耳								

実施 21-1

● A～E の各実験条件で記録した重心動揺図を以下に貼り付ける.

A	B

C	D

E	

●A〜Eの各実験条件における，重心動揺軌跡長（総軌跡長），重心動揺面積（外周面積），単位面積軌跡長（重心動揺軌跡長/重心動揺面積）を表に記入し，棒グラフを作成する（横軸：実験条件，縦軸：各パラメーター）．

実験条件	A	B	C	D	E
重心動揺軌跡長 （総軌跡長） （cm）					
重心動揺面積 （外周面積） （cm^2）					
単位面積軌跡長 （重心動揺軌跡長 /重心動揺面積） （cm^{-1}）					

実施 21-2

● 安静開眼時及び回転運動後（直後から 90 秒後まで 15 秒間隔）に閉眼で「あいうえお」と縦に書いた文字を貼り付ける.

● 安静開眼時の書字の中心直線を基準に，回転運動後の書字のズレの角度を計測して表に記入し，折れ線グラフを作成する（横軸：時間，縦軸：ズレの角度）.

	安静時 （開眼時）	回転運動後の時間（秒） （閉眼時）						
		直後	15	30	45	60	75	90
ズレの角度	基準 0							

●3種の濃度のショ糖溶液を入れた半透膜の重量の時間経過をまとめる.

分	0.5 mol/L		1.0 mol/L		1.5 mol/L	
	重量	初期重量との差	重量	初期重量との差	重量	初期重量との差
初期重量		0		0		0
5						
10						
15						
20						
25						
30						
35						
40						
45						
50						
55						
60						

●3種の濃度のショ糖溶液を入れた半透膜の重量の時間経過をまとめる.

生理学実習 NAVI　第 3 版
別冊実習ノート
ISBN978-4-263-24094-6

2007 年 3 月 20 日　第 1 版第 1 刷発行
2016 年 1 月 10 日　第 1 版第 7 刷発行
2017 年 1 月 10 日　第 2 版第 1 刷発行
2022 年 3 月 25 日　第 2 版第 6 刷発行
2023 年 1 月 10 日　第 3 版第 1 刷発行

監　修　大　橋　敦　子

発行者　白　石　泰　夫

発行所　医歯薬出版株式会社

〒113-8612　東京都文京区本駒込 1-7-10
TEL. (03) 5395-7641(編集)・7616(販売)
FAX. (03) 5395-7624(編集)・8563(販売)
https://www.ishiyaku.co.jp/
郵便振替番号　00190-5-13816

乱丁，落丁の際はお取り替えいたします　　　　　印刷・永和印刷／製本・皆川製本所